QUATRE ANS

DANS UN

DISPENSAIRE D'ENFANTS

PAR

LE Dr JAMES LOVE

FONDATEUR DU DISPENSAIRE D'ENFANTS DE CLIGNANCOURT

MÉDECIN DE L'HOPITAL SAINT-JACQUES

SECRÉTAIRE GÉNÉRAL DE LA SOCIÉTÉ FRANÇAISE D'HOMŒOPATHIE

OFFICIER D'ACADÉMIE

PARIS

G. STEINHEIL, EDITEUR

2, RUE CASIMIR-DELAVIGNE, 2

1890

QUATRE ANS

DANS UN

DISPENSAIRE D'ENFANTS

QUATRE ANS

DANS UN

DISPENSAIRE D'ENFANTS

PAR

LE Dr JAMES LOVE

FONDATEUR DU DISPENSAIRE D'ENFANTS DE CLIGNANCOURT

MÉDECIN DE L'HOPITAL SAINT-JACQUES

SECRÉTAIRE GÉNÉRAL DE LA SOCIÉTÉ FRANÇAISE D'HOMÉOPATHIE

OFFICIER D'ACADÉMIE

PARIS

LIBRAIRIE G. STEINHEIL

2, RUE CASIMIR-DELAVIGNE, 2

1890

DISPENSAIRE LOVE

RUE ORDENER, 48

En 1887, après une année d'exercice, je publiais une brochure, dans laquelle j'énonçais les idées qui avaient présidé à l'organisation de mon dispensaire ; et les résultats de cette première année paraissaient en démontrer la justesse.

Aujourd'hui, après quatre années de fonctionnement, les résultats sont identiques et démontrent d'une façon péremptoire l'absolue vérité de cet aphorisme que j'émettais en 1887 :

En fait de dispensaire, le résultat obtenu n'est nullement en raison directe de l'argent dépensé.

Je suivais en cela, d'ailleurs, les préceptes de l'homme dont le nom vient naturellement sous la plume quand on parle de dispensaires d'enfants, Gibert, du Havre; car c'est à lui qu'il faut toujours remonter dans cette question, et c'est de lui que devront s'inspirer tous ceux qui voudront faire de la bienfaisance juste et vraie, et non de la charité de façade.

Cet exemple a du reste été généralement suivi à Paris, et presque tous les dispensaires peuvent se réclamer de cette devise :

Tout ce qu'il faut, mais rien de plus.

A cet égard, le compte rendu que le Dr Comby a donné récemment des six années d'exercice au dispensaire de la société philantropique, est fort instructif.

Il en est de même du dispensaire fondé par M. Ruel dans le quartier Notre-Dame, comme de celui qui vient de s'ouvrir dans le IIe arrondissement. Il y a donc assez de documents maintenant pour espérer qu'on ne verra plus, dans les fondations futures, gaspiller des ressources qui, mieux employées, augmenteraient les résultats de la bienfaisance privée.

ORGANISATION DU DISPENSAIRE

Le dispensaire fondé en mémoire de ma mère, et qui porte son nom (Dispensaire Alix Love) est situé rue Ordener 48, au coin de la rue Clignancourt et du boulevard Ornano, au cœur du XVIIIe arrondissement. Sa situation topographique en fait le centre d'un cercle, qui comprend Batignolles, Montmartre, La Villette, La Chapelle et Saint-Ouen, c'est-à-dire un des secteurs les plus populeux de Paris.

L'immeuble loué pour dix ans, avec promesse de vente à des prix fixés dès maintenant, se compose de trois étages, premier, rez-de-chaussée et sous-sol. Au premier se trouvent les salles d'attente pour les enfants atteints de maladies contagieuses, coqueluche, ophtalmie purulente, etc. La consultation leur est donnée dans ces salles mêmes.

Le rez-de-chaussée, élevé de dix marches au-dessus du sol, comprend une grande salle d'attente, le cabinet du médecin, et le cabinet de l'oculiste.

Dans le cabinet du médecin, se trouvent la machine électrique et le lit de massage. L'application de l'électricité et du massage se fait donc constamment sous ses yeux et il peut, pendant la séance, y apporter telle modification qu'il juge convenable.

Enfin le cabinet de l'oculiste renferme tout ce qui est nécessaire à la pratique de l'ophtalmologie, tableaux, pulvérisations, chambre noire, etc.

Le sous-sol qui, par suite de l'élévation du rez-de-chaussée, est très élevé et très clair, comprend la gymnastique et toute la partie hydrothérapique. La gymnastique est, cela va sans dire, uniquement médicale et orthopédique, appareils de traction de tous genres, échelle dorsale, haltères, etc.

Enfin, la partie hydrothérapique se compose de la salle de la chaudière, de la salle des bains, la salle de la piscine et la salle des douches, le tout alimenté par un réservoir placé au second étage de la maison, et contenant 3.000 litres d'eau de source (Dhuys).

La salle de bains comporte quatre baignoires. Les bains se donnent donc par quatre, de neuf heures à midi : durée vingt minutes.

La piscine réservée au bain salé contient trois mille litres d'eau et peut tenir de vingt-cinq à trente enfants à la fois. La salle, chauffée par un poêle à feu visible placé au centre et autour duquel les enfants peuvent se sécher, est garnie de stalles dans lesquelles ils accrochent leurs vêtements. Le bain salé se compose avec quinze litres d'eaux-mères du Croisic et dix kilogrammes de sel marin.

Enfin la salle de douches renferme les divers appareils hydrothérapiques en usage. Elle est également chauffée par un poêle.

Les bains sont distribués de la façon suivante :

Lundi et vendredi	Bain des filles.	
Mardi et samedi	Bain des garçons.	
Jeudi et dimanche, Piscine.	à 9 h.	Filles.
	à 10 h.	Garçons.
Hydrothérapie tous les jours.		

L'eau de la piscine est renouvelée chaque fois.

Le personnel attaché au Dispensaire est très restreint, grâce à l'organisation du service : un homme et une femme suffisent. Les enfants en arrivant reçoivent un numéro qui leur est distribué par l'homme, les jours où la femme donne les bains des filles, et par la femme quand l'homme donne les bains des garçons.

L'un et l'autre sont habitués aux pansements ordinaires qu'ils font à la fin de la consultation, de même qu'ils interrogent, à l'entrée, les arrivants, pour faire, autant que possible, le triage des affections contagieuses.

Les consultations commencent à neuf heures du matin, et durent plus ou moins suivant les jours, le lundi et le jeudi étant, comme dans tous les établissements similaires, les plus chargés.

La consultation de médecine a lieu tous les jours.

La consultation ophtalmologique, deux fois par semaine, lundi et vendredi.

La consultation du dentiste, une fois par semaine, le jeudi.

Enfin une fois par semaine, le samedi, ont lieu les vaccinations.

Il n'y a pas de consultation spéciale de chirurgie ; tout médecin qui s'adonne à la médecine infantile doit avoir assez pratiqué la pathologie externe, pour pouvoir soigner les affections osseuses ou articulaires de l'enfance, par exemple, qui nécessitent des ouvertures d'abcès, ponctions, pointe de feu, appareils inamovibles, etc. Dès que la thérapeutique doit dépasser ce niveau de moyenne chirurgie, ce n'est plus du domaine du dispensaire, cela appartient à l'hôpital, et il ne faut pas hésiter à cet égard. C'est donc bien de propos délibéré que je n'ai pas voulu de chirurgien à côté de moi ; car ce dernier eût eu la tentation bien facile à comprendre de faire de véritables opérations, et je le répète ce n'est pas là le rôle du dispensaire.

Au début je donnais à tous les malades les médicaments gratuitement. Au bout de peu de temps, je me suis aperçu qu'il y avait là un véritable abus, toute la clientèle n'étant pas dans une misère absolue, et que cela ne constituait pas une charité vraie. Aussi ai-je pris le système suivant : toute chose prise chez le pharmacien (potion, pommade, collyre, solutions, etc.) est payée par le client *vingt-cinq centimes,* le surplus, pour les préparations d'un prix plus élevé, étant mis à mon compte.

Toute personne inscrite au bureau de bienfaisance, ou munie d'un certificat d'indigence ou d'une preuve quelconque de son état de dénûment, reçoit tous les médicaments gratuitement et le pharmacien les met également à mon compte.

De la sorte la charité est juste et, toujours suivant le même principe, réservée aux cas où elle est nécessaire.

En dehors de ce prix de vinq-cinq centimes, *tout dans le dispensaire est absolument gratuit.*

Le service médical est composé comme suit :

Dr JAMES LOVE. Consultations tous les jours à 9 heures.

Dr CHARROPPIN, médecin-adjoint.

Dr PARENTEAU, oculiste (ex-chef de clinique du Dr ABADIE). Consultations les lundis et vendredis à 9 heures.

M. GAETAN BILBAUT, dentiste. Consultations tous les jeudis à 9 heures.

Mes trois Collaborateurs me prêtent un concours d'autant plus précieux qu'il est absolument gratuit, et je saisis cette occasion de leur en adresser une fois de plus et publiquement toute ma reconnaissance.

RELEVÉS STATISTIQUES

Voici les nombres des actions médicales données au *Dispensaire Love* pendant les quatre premières années :

ANNÉES	MÉDECIN	OCULISTE	DENTISTE	VACCINE
1886 depuis le 25 Janvier	17.358	2.651	714	435
1887	13.900	2.983	761	361
1888	13.136	3.137	1.479	512
1889	18.295	4.102	1.627	625
1890 jusqu'au 25 Janvier	967	313	120	8
TOTAUX. .	63.656	13.186	4.701	1.941

Total de la première année.	21.158
— deuxième —	18.005
— troisième —	18.264
— quatrième —	24.649
25 jours complémentaires de 1890.	1.408
	83.484

En chiffre rond : **83.500** consultations.

BAINS

Première année. .	Baignoires. . .	1.514	4.210
	Piscine	2.696	
Deuxième année. .	Baignoires. . .	1.846	5.623
	Piscine	3.777	
Troisième année. .	Baignoires. . .	1.689	4.621
	Piscine	2.932	
Quatrième année. .	Baignoires. . .	1.001	3.904
	Piscine	2.903	
25 jours complémentaires de 1890.	Baignoires. . .	31	123
	Piscine	92	
			18.481

En chiffre rond : **18.500** bains.

APPAREILS INAMOVIBLES

AU SILICATE DE POTASSE

Première année	149
Deuxième année.	174
Troisième année.	128
Quatrième année.	137
	588

Enfin il a été donné, tant aux enfants vaccinés

au Dispensaire qu'à ceux qui, ayant été vaccinés antérieurement, ont besoin du certificat pour l'entrée aux écoles, **2.300** certificats de vaccine.

Par les chiffres précédents, on peut voir qu'un nombre considérable d'enfants a bénéficié du Dispensaire (1).

Aussi est-il important de donner en regard les prix de revient. Ces prix sont les suivants :

Frais de premier établissement. . . . 17.000 francs.

Frais annuels. (Exemple : année 1889).

Loyer.	4.000	francs.
Impôts	500	—
Gages des employés	1.740	—
Gratification à l'élève en pharmacie	240	—
Sel et eaux-mères du Croisic. . .	200	—
Chauffage (charbon et gaz) . . .	950	—
Médicaments.	1.623	—
Eau.	370	—
Frais divers (réparations, ustensiles de ménage, objets de pansement)	700	—
	10.323	francs.

(1) Ce nombre et la répartition par maladies feront l'objet d'une brochure ultérieure.

Telle est la dépense du Dispensaire en lui-même. Je dois ajouter à cela la dépense particulière qu'entraîne une distribution de jouets et de vêtements faite tous les ans, pendant la semaine de Noël. Mais la dépense de l'établissement de bienfaisance en lui-même est, en chiffre rond, de **10.000** francs.

C'est là une somme évidemment ; mais si on met ce chiffre en regard de celui des consultations, des bains et enfin de tout ce qui se donne rue Ordener, on est en droit d'affirmer que le but qui devrait être celui de toute œuvre de bienfaisance, a été atteint dans mon dispensaire, à savoir :

Que toute somme dépensée soit représentée dans le résultat obtenu.

Paris. – Imp. VAUTHRIN FRÈRES, rue du Temple. 81

Pl. I.

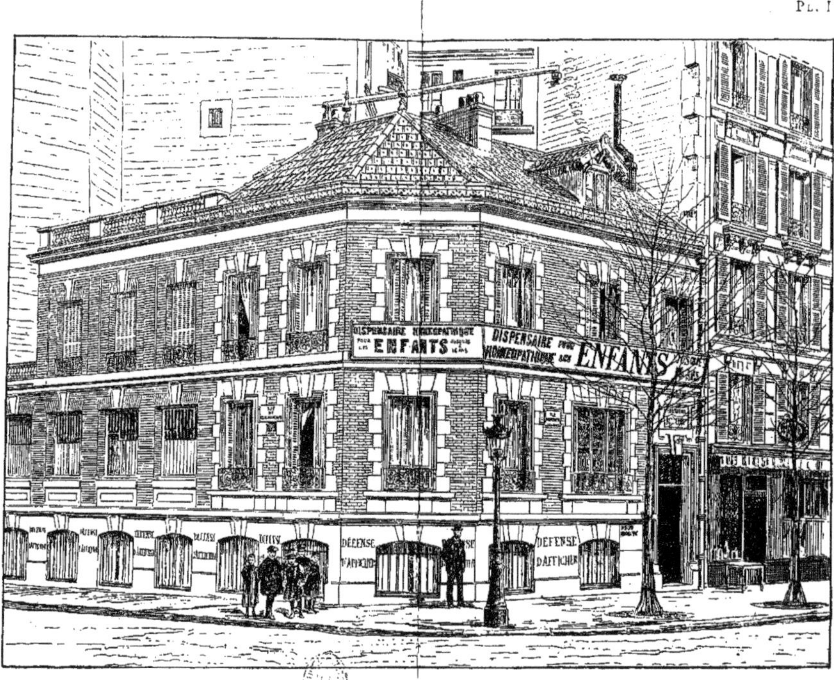

Vue extérieure du Dispensaire

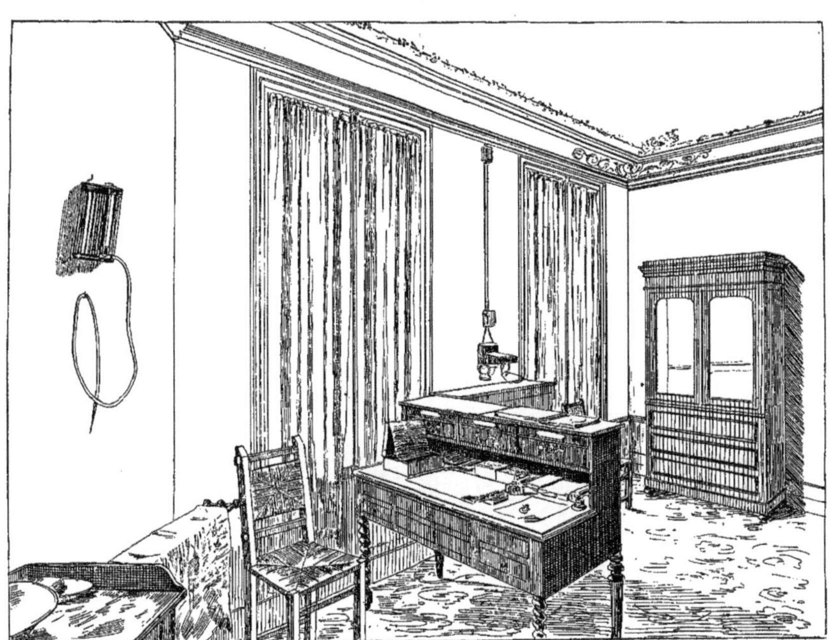

Cabinet du Médecin

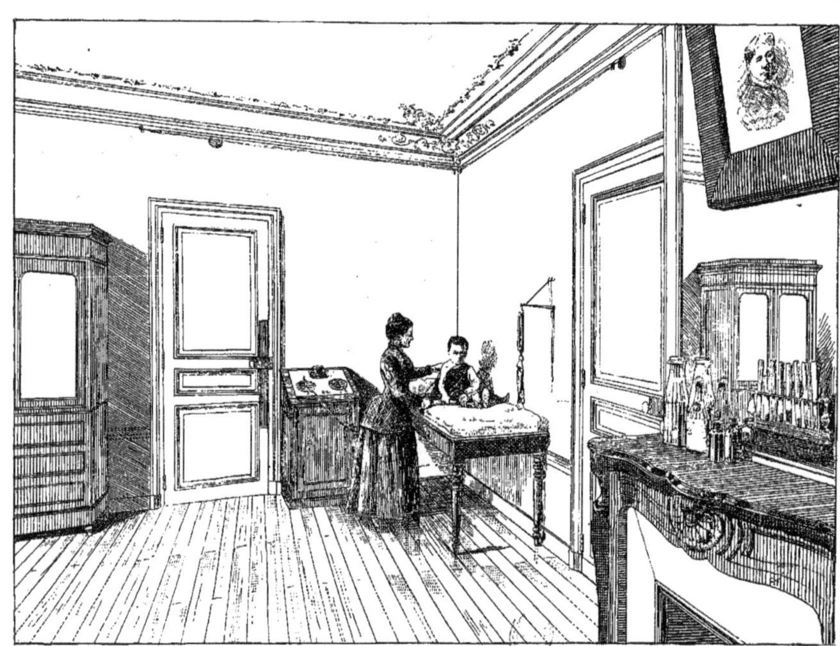

Cabinet du Médecin — Appareil électrique — Pèse-Bébés

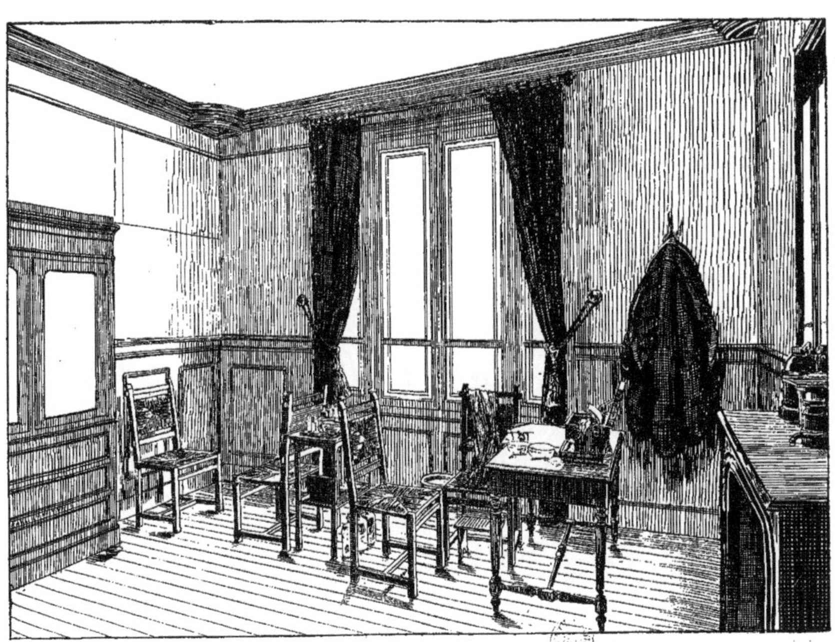

Cabinet de l'Oculiste

PL. V

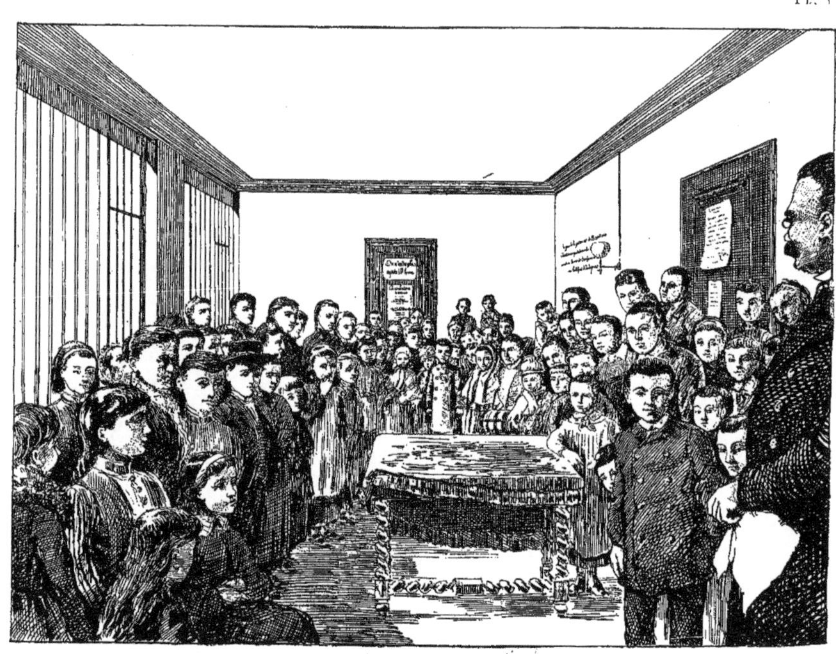

SALLE D'ATTENTE

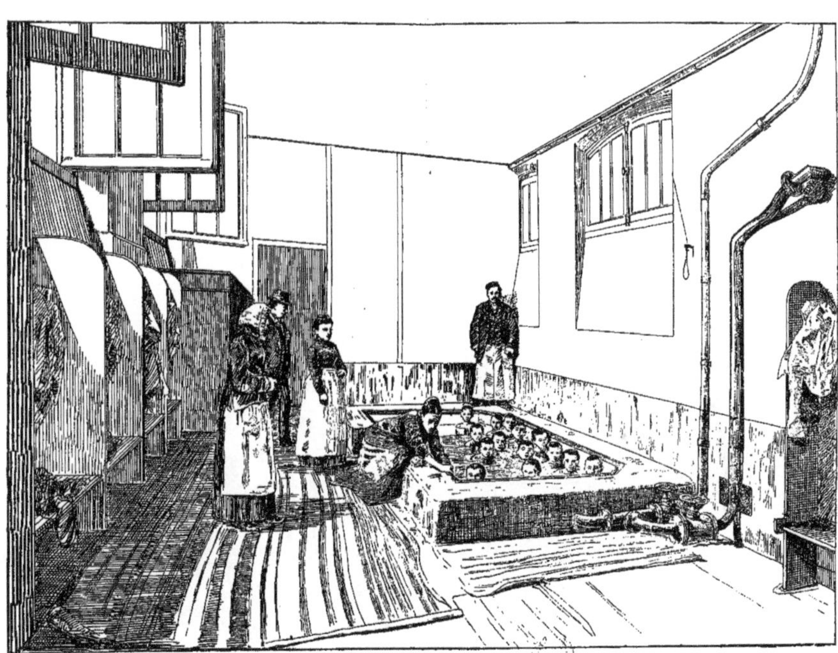

Piscine

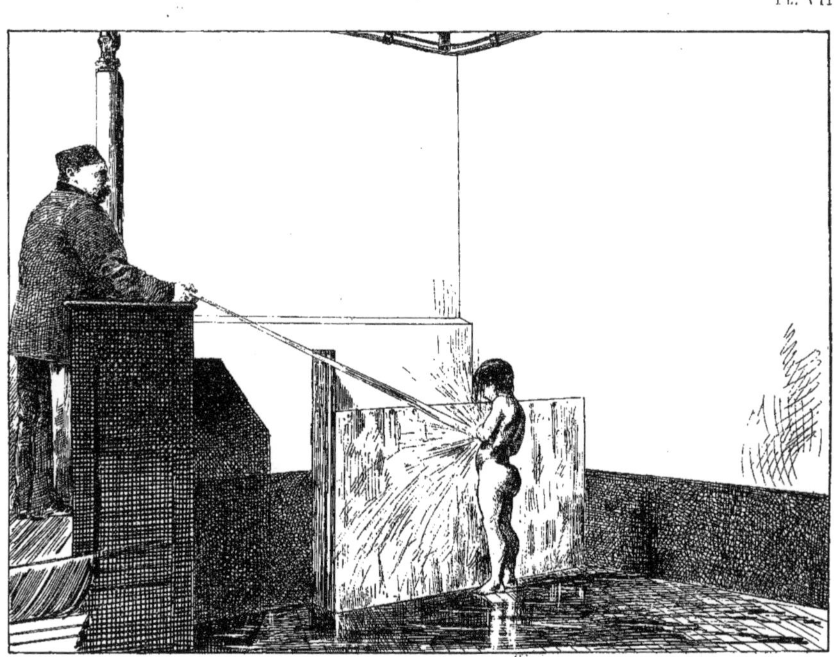

SALLE DE DOUCHES

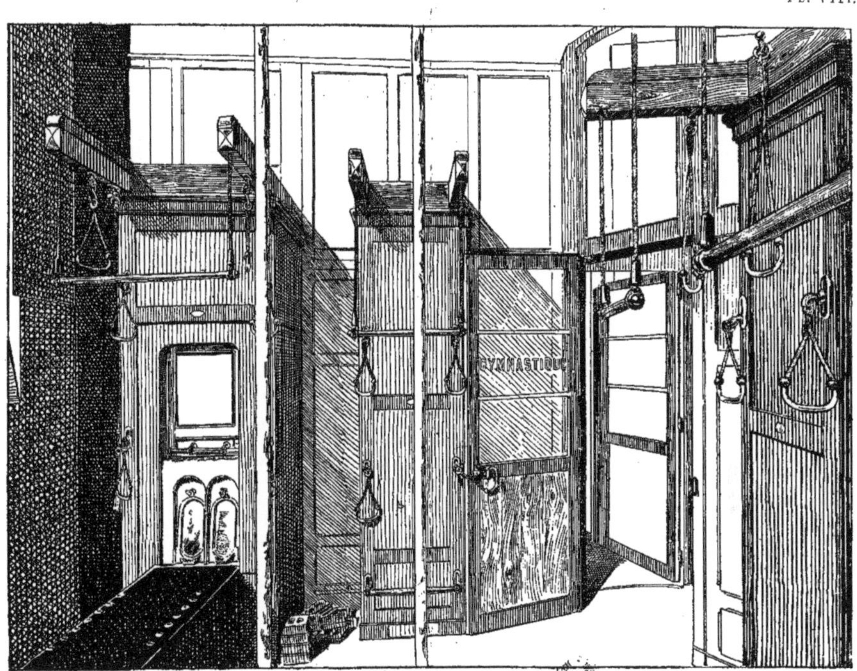

Salle de Gymnastique

PARIS. — IMPRIMERIE VAUTHRIN FRÈRES

81, RUE DU TEMPLE, 81

www.ingramcontent.com/pod-product-compliance
Ingram Content Group UK Ltd.
Pitfield, Milton Keynes, MK11 3LW, UK
UKHW012132240726
13965UKWH00005B/2130

9 782013 067423